Libro De Cocina De La Dieta Del Dr. Sebi

Una Guía Para Principiantes Con Recetas Fáciles De La Dieta Alcalina Y Lista De Alimentos De Los Productos Y Hierbas Del Dr. Sebi

Daphne Mitchell - Sarita Leon

Aviso de descargo de responsabilidad:

Tenga en cuenta que la información contenida en este documento es solo para fines educativos y de entretenimiento. Se ha realizado todo lo posible para presentar información precisa, actualizada y fiable y completa. No se declaran ni implican garantías de ningún tipo. Los lectores reconocen que el autor no está participando en la prestación de asesoramiento legal, financiero, médico o profesional. El contenido de este libro se ha derivado de varias fuentes. Por favor, consulte a un profesional con licencia antes de intentar cualquier técnica descrita en este libro.

Al leer este documento, el lector acepta que bajo ninguna circunstancia el autor es responsable de las pérdidas, directas o indirectas, en las que se incurra como resultado del uso de la información contenida en este documento, incluidos, entre otros, errores, omisiones o inexactitudes.

Tabla de contenido

Introducción

Gracias por comprar el *Libro De Cocina De La Dieta Del Dr. Sebi: Una Guía Para Principiantes Con Recetas Fáciles De La Dieta Alcalina Y Lista De Alimentos De Los Productos Y Hierbas Del Dr. Sebi*

Un famoso plan de dieta basado en plantas fue formulado por el difunto Dr. Sebi, conocido por su nombre la dieta Sebi, también conocida como la dieta alcalina Sebi. Esta dieta ayuda a eliminar los desechos tóxicos en el cuerpo al alcalinizar la sangre. Se cree que este proceso revitaliza las células. La dieta normalmente depende, junto con varios suplementos, del consumo de una lista limitada de alimentos aprobados. El Dr. Sebi argumentó que durante más de 400 años, la ciencia médica occidental ha estado tratando enfermedades incorrectamente, con curas muy raras. Sebi argumentó que las enfermedades son causadas por la infección del huésped debido a las prácticas de tratamiento químico porque esta técnica se ha adoptado inherentemente defectuosa en la sociedad. Como un enfoque más efectivo e intuitivo, el Dr. Sebi refuta esta técnica refiriéndose a la filosofía africana, normalmente llamada Equilibrio bio-mineral africano. El método promovido por Sebi sugiere que si se daña una membrana mucosa, la enfermedad se induce en el cuerpo. Cuando esto sucede, se produce una acumulación drástica de este moco, que a su vez crea enfermedad. Entonces, ¿cuál es la respuesta de Sebi o cuál es la forma alternativa de lidiar con este problema?

La prevención de estos problemas de acumulación de moco en el cuerpo depende de la dieta. La famosa filosofía africana del equilibrio de los bio-minerales asume que la enfermedad puede ocurrir solamente en un cli-mate ácido. El remedio recomendado por el Dr. Sebi es des-desarrollar un plan de dieta que se centra principalmente en el desarrollo de una deficiencia de alka-line. Al igual que muchas otras dietas modernas, las plantas están más enfocadas con alcalinas; porque las plantas son alcalinas natu-rally.

El Dr. Sebi afirma que la dieta alcalina desarrolla una atmósfera en la que las infecciones no pueden florecer.

También afirma que African Bio-mineral-Balance rejuvenece el tejido celular dañado en el cuerpo. El Dr. Sebi ha desarrollado un proceso de limpieza desintoxicante que purifica cada célula en el cuerpo. La expectativa es que el cuerpo humano comenzará el proceso de rejuvenecimiento celular. Su dieta al-kaline, que se basa principalmente en la famosa teoría bio-mineral africana fue desarrollada por Alfredo Darrington Bowman, también un herbolario autodidacta más conocido como Dr. Sebi. Aunque Sebi no era propiamente médico y no poseía ningún título de doctorado. Sin depender de la medicina occidental estándar, Sebi construyó esta dieta para cualquier persona que desee curar o prevenir enfermedades de forma natural y mejorar la salud.

Según el Dr. Sebi, la enfermedad en un área del cuerpo es el producto de la acumulación de moco. La acumulación de moco, por ejemplo, es neumonía, mientras que la diabetes es el exceso de moco en el páncreas. Argumenta que en un ambiente alcalino, las enfermedades no existen y comienzan a surgir cuando el cuerpo es más ácido. Afirma restaurar la condición alcalina normal del cuerpo y desintoxicar el cuerpo infectado observando cuidadosamente su rutina con sus costosos suplementos. Originalmente, el Dr. Sebi pensó que esta dieta podría curar enfermedades como el VIH, la anemia de células falciformes, la leucemia y el lupus. La dieta de Sebi contiene una lista recortada de artículos que han sido respaldados por Sebi. La dieta se considera una "dieta vegana", la razón es que los productos de origen animal no están permitidos. El Dr. Sebi creía que para que el cuerpo humano se curara a sí mismo, uno debería seguir fielmente la dieta por el resto de su vida. Finalmente, mientras que muchas personas creen que el programa los ha curado, ningún hallazgo científico apoya estas afirmaciones. pero aún así los planes de dieta Sebi son famosos en todo el mundo con muchos comentarios positivos disponibles en Internet.

Debido a su fuerte enfoque en una dieta basada en plantas, esta es una ventaja de la dieta Sebi. La dieta fomenta el consumo de una enorme proporción de frutas y verduras ricas en fibra, vitaminas, minerales y fuentes vegetales.

La inflamación y la proliferación celular perceptiblemente más bajas, así como las defensas contra muchos desordenes de salud, se han ligado a las dietas ricas en frutas y verduras. Aquellos que consumen siete o más porciones de frutas y verduras cada día tienen un 25% a 31% menos de riesgo de enfermedad cardíaca y cáncer (basado en un estudio de 65,226 individuos).

Además, la mayoría de las personas no consumen suficientes productos lácteos. En una encuesta de 2017, el 9.3 por ciento y el 12.2 por ciento de las personas cumplieron con las pautas de frutas y verduras, respectivamente. Además, la dieta del Dr. Sebi fomenta el consumo de alimentos integrales ricos en fibra y grasas buenas, como nueces, frijoles y aceites vegetales. Un riesgo más bajo de la enfermedad cardíaca se ha asociado a estas comidas.

Finalmente, con la mejora general del plan de alimentación, la salud se puede mejorar evitando y limitando los alimentos ultraprocesados.

Desventajas:

Esta dieta es extremadamente carente de proteínas: no hay productos de origen animal, huevos, productos lácteos, incluso la soja están permitidos por Sebi. También limita muchos otros frijoles y legumbres. Algunas semillas de cáñamo, nueces, granos de cultivo natural, y nueces de Brasil son las únicas cosas que tienen alguna proteína en la dieta. Puede ser bastante difícil satisfacer las necesidades dietéticas con solo estos artículos. La proteína es un elemento clave de cada célula en el cuerpo humano, e incluso para ayudar a crear y sanar los tejidos, el cuerpo necesita proteínas. Los músculos, la piel, la sangre y los tejidos son todos un bloque de construcción importante de la proteína. Las deficiencias nutricionales y la malnutrición pueden ser el resultado de la limitación de los principales alimentos y su contenido nutricional. Si bien admite algunas frutas y verduras, curiosamente limita bastantes alimentos. Permite tomates cherry y ciruela, por ejemplo, pero no otros tipos. La lechuga iceberg y los hongos shiitake son otros tipos de alimentos que restringe, lo que hace que esta dieta sea mucho más estricta, lo que hace que sea extremadamente difícil de cumplir.

El enfoque principal de Sebi está en sus productos que hacen grandes promesas de "acelerar el proceso de recuperación" y "rejuvenecer y comprometer el desarrollo intercelular". Algunos paquetes cuestan más de $ 1,500 y no enumeran ninguna especificación o cantidad de nutrientes. Esto hace que sea difícil de entender lo que va a obtener de sus mezclas patentadas y también lo que contienen exactamente sus suplementos.

Por encima de todo, el Dr. Sebi no es un médico, por lo que no hay un estudio basado en la evidencia para apoyar sus afirmaciones y directrices. sus recomendaciones dietéticas extremadamente estrictas promueven la re-eliminación de los principales grupos de alimentos que pueden tener efectos perjudiciales sobre la salud o, no hay que olvidar, pueden conducir a una mala relación con los alimentos. Es importante no caer en la trampa de la conspiración de la dieta para conocer la verdad y asegurarse de que cada dieta que adopte es vali-dated por la ciencia.

En 1993, después de afirmar que su dieta puede curar situaciones delicadas, como el VIH, el lupus y la leucemia, el Dr. Sebi se enfrentó a una liti-gation. Según la línea de Salud, un tribunal le pidió que se retirara de hacer tales reclamos. Es fundamental saber que no hubo doctorado obtenido por el Dr. Sebi. Tampoco había apoyo científico para su dieta y nutrientes. Por último, otros hábitos poco saludables, como consumir suplementos para lograr la saciedad, son promovidos por esta dieta. Dado que los nutrientes no son una fuente significativa de energía, los hábitos alimenticios poco saludables son impulsados por este argumento.

La falta de proteínas y otros minerales clave, que son una excelente fuente de nutrición, no están permitidos por la guía nutricional de Sebi. Solo se permiten nueces, algunas nueces de Brasil, semillas de sésamo y semillas de cáñamo que no son fuentes ricas de proteínas. Por ejemplo, 4 gramos y 9 gramos de proteína están dados por 1/4 taza (25 gramos) de nueces y 3 cucharadas (30 gramos) de semillas de cáñamo, en consecuencia.

Tendrás que comer cantidades increíblemente grandes de estos alimentos para satisfacer tus necesidades de ingesta de proteínas.

Mientras que algunas comidas, incluyendo el potasio, el betacaroteno, y la vitamina C y Vita-min-E, aparecen altas en la dieta, son relativamente bajas en omega3, hierro, calcio, y vitaminas D y B12, los alimentos comunes de la preocupación a ésos en una dieta estrictamente planta-basada. El sitio web del Dr. Sebi menciona que en sus productos, algunos ingredientes están patentados y no se especifican.

Esto es importante, ya que no está claro qué nutrición está recibiendo y cuánto está recibiendo, es difícil saber si está cumpliendo con sus necesidades diarias de nutrientes. Otro problema significativo con la política de dieta del Dr. Sebi es la falta de evidencia objetiva para apoyarla, no basada en la investigación real.

Afirma que el desarrollo ácido en el cuerpo está regulado por los alimentos y suplementos mencionados en su dieta.

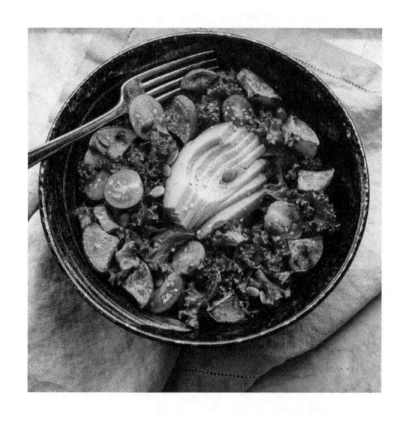

desayuno

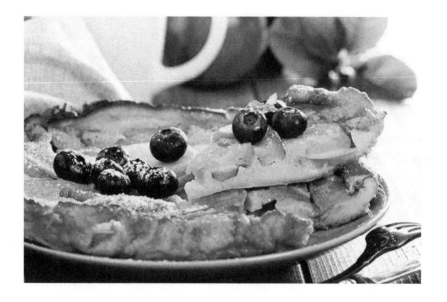

Desayuno Espinacas y Puré de Garbanzos

Tiempo de cocción: 10 minutos

Porciones: 2

ingredientes

•1/2 taza de garbanzos, hervidos

•1/2 taza de espinacas picadas

•1 cebolla pequeña, picada

•3 cucharadas de ajo picado

•2 cucharadas de aceite de coco

•Sal, al gusto

instrucciones

1.Coloque la sartén a fuego medio.

2.To la sartén añadir el aceite de coco.

3.Añadir la cebolla picada y cocinar durante 5 minutos hasta que se dore. Añadir el ajo picado y cocinar durante 60 segundos.

4.Añadir las espinacas y cocinar durante 45 segundos.

5.Añadir los garbanzos hervidos y cocinar durante unos 7

minutos. ¡Servir y disfrutar!

Envoltura de setas de la mañana

Tiempo de cocción: 5 minutos

Porciones: 2

ingredientes

• 2 envolturas de tortilla de espelta

• 1/2 taza de setas, picadas

• 1 taza de espinacas, picadas

• 1/4 taza de acelgas, picadas

• 1/4 taza de tofu, en cubos

• 1/2 cucharadita de aceite de oliva

• 1 pellizco de levadura nutricional

• Sal y pimienta, al gusto

instrucciones

1. Colocar una sartén a fuego medio. A la sartén calentar el aceite de oliva.

2. Añadir los cubos de tofu y cocinar durante 1 minuto. Añadir las setas y cocinar durante un minuto más.

3.Añadir las espinacas y las acelgas hasta que las verduras estén bien cocidas.

4.Sazonar con levadura nutricional, sal y pimienta, al gusto.

5.Coloque la tortilla de espelta en un plato de porción. Añadir las verduras cocidas y enrollar la tortilla de un extremo.

6.Servir con guacamole fresco o su salsa favorita. ¡disfrutar!

Panqueques de harina de espelta

Tiempo de cocción: 10 minutos Porciones: 2

ingredientes

• 1/2 taza de harina de espelta

• 1/3 taza de agua

• 1/2 taza de leche de coco

• 1 huevo batido

• 1/2 cucharada de canela

• 2 cucharadas de aceite de oliva

instrucciones

A un bol grande, añadir la harina. A un tazón separado batir la leche de coco y los huevos. Añadir la mezcla de leche a la harina y batir. Poco a poco añadir la harina y batir para hacer una mezcla suave. Coloque una sartén a fuego lento. Calentar 1 cucharada de aceite de oliva en ella. Añadir en masa, extender la masa con la parte posterior de la cuchara. Cocine durante 2 minutos, voltee el otro lado y voltee por el otro lado y continúe cocinando durante 2 minutos. Haga esto para el rebozado y el aceite restantes. ¡Servir y disfrutar!

Tostadas de tomate y aguacate

Tiempo de cocción: 1 hora

Porciones: 2

ingredientes

Para el pan de espelta:

• 4 tazas de harina de espelta + 1/2 taza más para amasar

• 1 1/2 cucharaditas de sal marina fina

• 1 cucharadita de bicarbonato de sodio

• 1 cucharada de néctar de agave

• 3 cucharadas de aceite de aguacate

• 1/2 taza de leche de almendras sin destembrar

• 1 taza de agua alcalina

Para la notificación del sistema:

• 1 pan de espelta, rebanado

• 1/2 aguacate, cortado en rodajas

• 1/2 tomate en rodajas

• 1/2 cebolla roja pequeña, picada

• 1 cucharadita de pimentón

•2 cucharaditas de zumo de limón

instrucciones

1.Precalentar el horno a 375 F.

2.In un bol grande combinar la harina, la sal y el bicarbonato de sodio.

3.To un tazón separado combinar la leche de almendras, agua alcalina, aceite de aguacate y néctar de agave.

4.Verter los ingredientes húmedos sobre los ingredientes secos. Amasar para formar masa blanda.

5.Colocar la masa sobre una superficie de trabajo cubierta de harina y amasar durante unos 8 minutos.

6.Coloque la masa en una sartén de pan forrada de pergamino. Colocar en el horno y hornear durante 45 minutos hasta que esté bien horneado.

7.Retirar del horno y reservar para enfriar. Rebanar el pan.

8.Tomar dos rodajas y añadir las rodajas de aguacate, rodajas de tomate y cebollas rojas picadas.

9.Espolvorear pimentón y jugo de limón en la parte superior.

¡Servir y disfrutar!

almuerzo

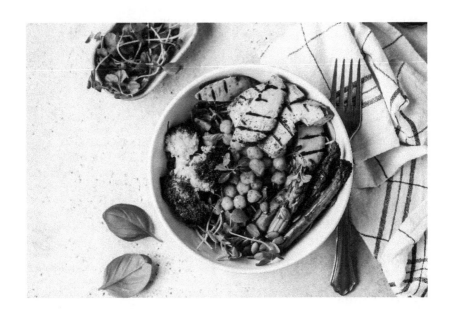

Sopa verde alcalina

Tiempo de cocción: 15 minutos

Porciones: 3

ingredientes

- 1 calabacín pequeño, cortado en rodajas

- pimienta negra molida

- 1/2 taza de lentejas verdes, cocidas

- 1 cucharadita de semillas de chía, para desposecar

- 1 chirivía, pelada y finamente cortada en dados

- 2 tazas de vegetales bajos en sodio

- 1 cebolla finamente cortada en dados

- jugo de 1 lima

- 2 dientes de ajo triturados

- 1 manojo pequeño de verduras de apio u otras verduras como verduras de remolacha de espinacas y col rizada, aproximadamente picadas

- 1 pimiento verde, cortado en cubos pequeños

- 2 tallos de apio finamente cortados en dados

• 4 lanzas de espárragos

• 1 bulbo de hinojo pequeño, finamente cortado en dados

instrucciones

1.Regar el ajo y la cebolla en una cacerola durante 2 minutos, removiendo constantemente.

2.Agregue en rodajas de calabacín, cubos de pimiento, hinojo en dados, apio y chirivía junto con 2 tazas de caldo. Lleve todo a ebullición, luego baje el fuego y cocine a fuego lento durante 7 minutos.

3.Agregue jugo de lima, espárragos, lentejas verdes cocidas y verduras de apio. Revuelva un poco y apague la llama.

4.Servir y desocer con semillas de chía.

Sopa de verduras y caldo

Tiempo de cocción: 2 horas

Porciones: 12 (6 cuartos)

ingredientes

•jugo de 1 limón

•unos 6 cuartos de galón de agua

•3 zanahorias, peladas y cortadas en trozos de 1 pulgada

•sal, al gusto

•1 cebolla blanca, pelada y picada en trozos de 1 pulgada

•1 cucharada de pimienta negra molida

•1 puerro, pelado y picado en trozos de 1 pulgada (desechar
partes de color verde oscuro o frondosas)

•1 cucharada de cúrcuma molida

•1 baby bok choy, picado en trozos de 1 pulgada (deseche la
porción superior de hojas dentadas)

•2-3 cucharadas de aceite de coco

•2 batatas o ñames medianos, sin pelar y picados en trozos de
1 pulgada

•1 cucharada de jengibre molido

•8 onzas de hongos blancos, tallos removidos y descuartizado

instrucciones

1.Añadir todos los ingredientes a un almacén a excepción de la sal y el agua.

2.Verter en agua, dejando una pulgada de espacio en la cabeza. Cocer a fuego lento durante una hora, cubierto.

3.Añadir sal, al gusto, desechar el jengibre y seguir cociendo a fuego lento para que las verduras sean suaves, durante 90-120 minutos. Si el caldo se está reduciendo demasiado en el medio, agregue algunas tazas de agua.

4.Servir caliente.

5.Puede mantener este golpe hasta por una semana en el refrigerador en un recipiente hermético o congelar por hasta 6 meses.

Ensalada de puré de calabaza

Sirviendo: 6

Tiempo total: 10 mins.

ingredientes:

• Allspice 1 cucharadita.

• Agave azul 1/4 taza, natural

• Calabaza 2, de piel y cubos

• Sal marina 1/8 cucharadita.

• Fecha Azúcar 1/4 taza

• Leche de cáñamo 1/4 taza

Indicaciones

Para empezar, poner los trozos de calabaza y el agua en una cacerola sobre llama media. Hervir la mezcla y cocer a fuego lento durante veinte minutos o cuando la calabaza esté blanda. Cuando esté suave, limpe el agua y luego puré la calabaza. Después de esto, agregue una cucharada de azúcar de fecha, leche orgánica, allspice, sal marina y aga-ve. Mézclalo bien. Servirse a sí mismo y amarlo.

Cheezy Broccoli Poppers

Tiempo de cocción: 8 horas

Porciones: 4

ingredientes

• 1/8 taza de agua

• 1/8 cucharadita de sal marina fina

• 4 tazas de flores de brócoli, lavado y cortado en trozos de 1 pulgada

• 1/4 cucharadita de polvo de cúrcuma

• 1 taza de anacardos sin asalar, empapados durante la noche o al menos durante 4 horas

• 1/4 cucharadita de cebolla en polvo

• 1 pimiento rojo, sembrado y picado

• 2 cucharadas de levadura nutricional

• 2 cucharadas de zumo de limón recién exprimido

instrucciones

1.Drene los anacardos y el pulso en un procesador de alimentos durante 30 segundos, raspando por la parte inferior y los lados con espátula.

2.Añadir pimiento y continuar el procesamiento durante más 30 segundos, raspando por los lados de nuevo.

3.Añadir en 2 cucharadas de levadura nutricional, 1/8 cucharadita de sal marina fina, 1/4 cucharadita de polvo de cúrcuma, 2 cucharadas de jugo de limón, 1/8 taza de agua, y 1/4 cucharadita de cebolla en polvo y procesar durante 45 segundos, hasta que esté suave.

4. Transfiera la mezcla de anacardo cheezy a un tazón con brócoli y doble juntos hasta que cada pieza de brócoli esté bien recubierta.

5.Coloque en las bandejas de un deshidratador, asegurándose de que no se toquen entre sí.

6.Cocine durante aproximadamente 8 horas a 125 F, o hasta que esté crujiente (debe seguir las instrucciones de su deshidratador).

7.To mantener la frescura, puede almacenar en un recipiente hermético.

Guisantes con Chalotas, Setas y Estragón

Tiempo de cocción: 15 minutos

Porciones: 6

ingredientes

• Guisantes de 14 onzas

• 2 chalotas picadas

• 1/2 lb. de setas, despalilladas y cortadas en rodajas

• 1/4 taza de caldo de verduras

• 2 cucharadas de aceite de oliva

• 1 cucharadita de estragón, picado

• 1 cucharadita de tomillo picado

• 1 cucharadita de ralladura de limón

• 1 cucharada de mantequilla

• Sal y pimienta, al gusto

instrucciones

1. Coloque una sartén a fuego medio bajo. Añadir 1 cucharada de aceite de oliva.

2.Añadir chalotas y cocinar durante 5 minutos. Transferir a un recipiente y reservar.

3.Devolver la sartén a fuego medio, añadir el aceite de oliva.

4.Añadir las setas y cocinar hasta que se doren durante 8 minutos. Retirar del fuego y añadir a las chalotas.

5.Devolver la sartén a fuego medio. Añadir caldo de verduras y guisantes. Déjalo hervir.

6.Añadir estragón, tomillo, mantequilla y ralladura de limón. Mezclar bien.

7.Sazonar con sal y pimienta, al gusto. Retirar del fuego.

8.Servir y disfrutar!

Sopa Súper Alcalina

Tiempo de cocción: 8 minutos

Porciones: 8

ingredientes

- 2 cucharadas de semillas de granada

- 3 tallos bok choy

- 2 cucharadas de perejil fresco, para desposeer

- 2 tazas de zanahorias bebé, peladas

- Caldo de verduras orgánicas de 64 onzas

- 4 tazas de verduras mixtas, espinacas, col rizada, berzas

- jugo de 1 limón

- 1 cebolla picada

- 1 cucharadita de pimienta negra

- 4 dientes de ajo picados

- 1 cucharada de ajo granulado

- 2 tazas de brócoli bebé

- 2 cucharaditas de sal marina

- 2 tazas de calabaza de mantequilla, picada en cubos

•1 cucharadita de cúrcuma

•2 pimientos rojos o anaranjados, picados

instrucciones

1.Añadir verduras a la olla instantánea (picar verduras de acuerdo a su preferencia).

2.Agregue jugo de limón, especias y caldo de verduras, asegurándose de que el líquido no cruce la línea máxima de la olla interior.

3.Cocine a presión durante 8 minutos, luego déjelo soltar naturalmente durante 10 minutos.

4.Una vez que la válvula se baje, ómese la tapa.

5.Transferir a servir cuencos y descuyer con semillas de granada y perejil.

Sopa de setas de chayote

Porción: 10

Tiempo total: 10 minutos

ingredientes:

• Leche de cáñamo, 1 taza

• Pimiento rojo triturado, 1 cucharadita.

• Polvo de cebolla, 1 cucharada.

• Seta en rodajas, 3 tazas

• Cebolla en dados, 1 taza

• Chayote Squash 2 tazas, en cubos

• Sal marina 2 cucharaditas.

• Albahaca 2 cucharaditas.

• Aceite de semilla de uva 2 cucharadas.

• Caldo de verduras 1 taza

• Harina de Garbanzo 1 1/2 taza

• Agua de manantial 6 tazas

Indicaciones:

En primer lugar, sobre fuego medio-alto, poner una cacerola grande. Añadir una cucharada de la vez que se calienta, remover en el aceite y añadir Champignons y cebollas. Luego agregue la leche, otras condimentos, 4 tazas de chayote con 4 tazas de chayote, agregue agua de manantial en ella, y luego incluya caldo de verduras y luego cubra con tapa. A continuación, agregue la harina de garbanzo, pase la mezcla en una mezcla. Ahora, combine la mezcla durante aproximadamente 15-20 segundos o hasta que la mezcla esté completamente mezclada. No debería haber bultos. Transferir la mezcla a la sartén hasta que se combine y cocerla a fuego lento durante 30 minutos. Servir caliente y disfrutar.

Sopa de albahaca de tomate

Tiempo de cocción: 20 minutos

Porciones: 4

ingredientes

•2 cucharadas de aceite de oliva

•1 cucharadita de sal kosher

•1 cebolla amarilla media, en dados

•Caldo de verduras de 1 cuarto de galón

•1 pimiento rojo en dados

•Tomates triturados tostados al fuego de 28 onzas

•3 dientes de ajo picados

•2 cucharadas de vinagre de vino blanco

•1 taza de hojas de albahaca, desgarrar en trozos grandes

Guarniciones opcionales:

•albahaca, finamente cortada en rodajas

•una llovizna de aceite de oliva

•croutons caseros

instrucciones

1.Precalentar el aceite de oliva en una olla mediana.

2.Saltear pimienta y cebolla durante unos 5 minutos.

3.Añadir el ajo y seguir salteando hasta que esté fragante.

4.Añadir 2 cucharadas de vinagre de vino blanco y cocinar hasta que se evapore.

5.Añadir 1 cuarto de galón de caldo de verduras, tomates y sal. Llevar a fuego lento, luego cocinar durante 15 minutos a bajo.

6.Añadir en hojas de albahaca.

7. Puré de sopa en una licuadora de inmersión hasta que esté suave.

8.Refrigerar esta sopa por hasta 5 días o congelar por hasta unos pocos meses.

Sopa de Gazpacho

Porción: 2

Tiempo total: 5 minutos

ingredientes:

• Agua de manantial 2 tazas

• Albahaca 2 Hojas

• Aguacate Maduro 1

• Jugo de 1 Lima

• Pepino pelado sin semillas 1

• Sal marina pura 1/4 cucharadita.

Indicaciones:

Para empezar, poner todos los ingredientes, excepto la sal marina, en una taza. En el horno. Luego ponga todos los ingredientes en una licuadora de alta velocidad para mezclar aproximadamente 1-2 minutos, o antes de que tenga un caldo suave con un poco de su trozo. A continuación, ponga la sopa en una bañera y sosténgala en el refrigerador.

Ensalada de berros

Porción: 2

Tiempo total: 15 mins.

ingredientes:

• 1/8 cucharadita de sal marina pura

• 4 tazas berros, rasgado

• 2 cucharadas de aceite de oliva

• 1 Aguacate, picado, reducido a la mitad y cortado en rodajas

• 2 cucharaditas de jarabe de agave

• Cayena en polvo, según sea necesario

• 2 Cebollas rojas, cortadas en rodajas finas

• 1 Sevilla Naranja, pelada y en cubos

• 2 cucharadas de jugo de lima clave

Indicaciones

Primero, tome un tazón de mezcla, agregue naranja, aguacate, cebolla y berros. Ahora tome otro tazón de mezcla y agregue el aceite de oliva, el polvo de cayena, el jugo de lima clave, el jarabe de agave y la sal marina. Mézclelos bien. Ahora, vierta el aderezo de aceite de oliva en la ensalada y luego tíralo bien.

Sirva la ensalada nutritiva, disfrútela y ámala a fondo.

Ensalada de pepino champiñones

Porción: 2.

Tiempo total: 15 mins.

ingredientes:

• Aceite de oliva 1 cucharadita.

• Setas 5, cortadas en dos mitades

• Key Lime Juice 1/2 de 1

• Aceitunas 10

• Tomates cherry 6, cortados en dos mitades

• Sal marina, según se desee

• Hojas de lechuga 6, enjuagadas

• Pepino 1/2 de 1, cortado en rodajas

Indicaciones

Ponga las hojas de lechuga, cebollas, hongos, aceitunas y cucumber en un tazón de mezcla ancho para crear esta ensalada simple y bal-anced. Después de esto, derrame una cucharada de aceite de oliva junto con el jugo de lima clave en la ensalada. Óslo bien. En el último, vierta la sal marina sobre él.

Lad la mezcla bien. Ahora diviértete.

Pistachos de jengibre confitados

Tiempo de cocción: 35 minutos

Porciones: 3-5

ingredientes

• 2 1/2 tazas de pistachos ligeramente salados con cáscara

• 1/4 cucharaditas de jengibre en polvo

• 3 cucharadas de jarabe de arce puro

instrucciones

1.Añadir el jengibre y los pistachos a un bol y remover bien hasta que no haya grumos.

2.Llovizna con jarabe de arce y bien descasa.

3.Spread en una hoja de hornear forrada pergamino uniformemente y colocar en un horno precalentado a 275 F. Hornear durante unos 20 minutos, remover y hornear más durante 10-15 minutos.

4.Una vez hecho esto, dejar enfriar durante 10-15 minutos antes de servir.

Ensalada de garbanzos (Bengali Gram)

Porción: 3

Tiempos totales: 10 mins.

ingredientes:

• Garbanzos (gramo bengalí) 1 1/2 tazas, escurridas y lavadas

• Cebolla Roja 1/2 taza, en cubos

• Cilantro 1/4 taza, fresca y bien picada

• Aguacate 1 taza

• Sal marina según el gusto

Indicaciones

Primero, ponga los garbanzos (gramo bengalí) en un tazón ancho y luego purée con el triturador. Después de hacer este puré, el aguacate de vez en cuando lo mezcla correctamente. En esta mezcla, añadir el jugo de limón y mezclar correctamente. Luego batir con el jugo de lima, mezclar y mezclar con el cilantro. Revuelva de nuevo. Luego, una cucharada de sal. Batirlo de nuevo.

Servir y disfrutar de ti mismo.

Ensalada de frutas (Cítricos)

Porción: 4

Tiempo total: 50 mins.

ingredientes:

• Uvas 8 oz., sembradas una

• Key Lime 1, debe ser cuarteado

• Medjool Fechas 8, cortadas en dos mitades

• Kiwi 2, cortado en rodajas

• Naranjas sevillanos 4, de piel y en rodajas

Indicaciones:

En primer lugar, coloque todos los ingredientes necesarios para producir la ensalada, excepto la lima, en un recipiente de mezcla ancho. Después de esto, apriete la lima y vierta toda la ensalada, luego la late correctamente. Servir, disfrutar y amarte a ti mismo.

cena

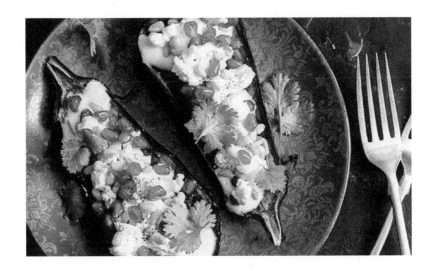

Papas fritas de garbanzos

Porción: 8

Tiempo total: 1 hora y 45 minutos

ingredientes:

• Sal marina, 1 cucharadita.

• Picado, 1/2 taza de cebolla

• Harina de garbanzos, 2 tazas

• Cayena, 1 cucharadita.

• Orégano, 1 cucharada.

• Pimientos verdes 1/2 taza, dados

• Aceite de semilla de uva, 2 cucharadas.

• Agua de manantial, 4 tazas

• Polvo de cebolla, 1 cucharada.

Indicaciones:

Tienes que hervir el agua en un área amplia para crear este plato de golpes en los labios. Comience con fuego medio, y poco a poco volver a cavar y mezclar en la harina de garbanzos. Las cebollas, los spic-es y el pimiento están al lado.

Cocine la mezcla de garbanzos durante 10 minutos. O hasta que se espesa mientras se agita después de veces. Ahora, derrame la mezcla sobre una hoja de hornear forrada con papel de pergamino. Engrasado con alquitrán. Cubra la mezcla con espátula finamente y sostenga el pergamino sobrante en la parte superior. A continuación, coloque la hoja durante unos 20 minutos en el congelador.

Cortar de cualquier manera como se desee cuando el tiempo ha terminado. Precalentar el horno a 400 ° F o 200 ° C; después de eso, tome una hoja de hornear más forrada con papel de pergamino, engrasada con aceite, y los trozos se mantienen en ella. Durante 20 minutos, asarlos. Écalos la vuelta. Siga cocinando durante diez minutos más, o antes de que estén marrones o dorados. Servirlos calientes.

Col salteada

Tiempo de cocción: 15 minutos

Porciones: 6

ingredientes:

•1 cucharada de aceite de oliva

•1 col verde de cabeza pequeña, finamente cortada

•1 cucharada de mantequilla sin sal

•1/2 cucharada de vinagre de sidra de manzana

•1 cucharada de tomillo picado

•1 1/2 cucharadita de sal kosher

•1/2 cucharadita de pimienta negra recién molida

instrucciones:

1.Calentar una sartén grande a fuego medio-alto. Añadir la mantequilla y el aceite de oliva. Una vez que la mantequilla se derrita, agregue repollo, sal y pimienta. Cocine durante 15 minutos, removiendo de vez en cuando. Retirar del fuego.

2.Añadir en vinagre de sidra de manzana.

3.Añadir tomillo en la parte superior.

4.Servir.

Ensalada de quinua Tempeh con coliflor asada

Tiempo de cocción: 1 hora

Porciones: 6

ingredientes:

- 2 cucharadas de aceite de oliva

- 1 taza de quinua

- 8 oz. tempeh

- 1 pimiento rojo medio, cortado en dados

- 1 cabeza de coliflor, cortada en floretes

- 2 cucharaditas de aceite de sésamo

- 1/4 taza de salsa de soja

- 1 cucharada de vinagre de arroz

- 2 dientes de ajo picados

- 1/4 taza de cilantro, picado

- 1 cucharadita de jarabe de arce

instrucciones:

1.Precalentar el horno a 400 F. Toste la coliflor en 1 cucharada de aceite, añadir sal y pimienta y hornear durante 40 minutos.

2.Enjuague la quinua y agregue a una olla con 2 tazas de agua. Llevar a ebullición, reducir el calor y cocinar durante 10 minutos. Escurrir, poner con 1 cucharadita de aceite y reservar.

3.Traiga otra olla de agua a ebullición y ajustarlo con una cesta de vapor. Rebanar tempeh en tiras de 1" y cubrir y vapor durante 10 minutos.

4.Mix salsa de soja, vinagre de arroz, aceite de sésamo, ajo y jarabe de arce en una bolsa ziploc.

5.Añadir tempeh al vapor a la bolsa Ziploc y agitar para recubrir bien. Marinar durante 20 minutos.

6.Añadir las 3 cucharadas restantes de aceite a una sartén grande. Calentar a fuego medio y añadir tempeh y pimiento una vez que el aceite esté caliente. Cocine durante 10 minutos, removiendo de vez en cuando.

7.Mezclar la mezcla de tempeh, quinua y coliflor en un bol

grande.

8.Añadir en cilantro y cebolletas.

9.Servir.

Pasta de calabacín

Porción: 2

Tiempo total: 25 minutos

ingredientes:

• grande & Espiralizado, Calabacín 4

• Sal marina, 1/4 cucharadita.

• Aguacates De tamaño mediano, 2.

• Aceite de semilla de uva, 2 cucharadas.

• Tomates Cherry, 1 taza.

• Albahaca fresca 1/4 taza.

Indicaciones:

Comience con un espiralizador para espiral el calabacín, crear tiras delgadas con la ayuda de Peeler para hierbas. Después de eso, agregue una cucharada de aceite a fuego medio, use una sartén grande. Mezclar en zoodles y cocinar durante 4-5 minutos o hasta que los zoodles estén listos fritos y tiernos. Retirarse del calor. Cambie a un plato de porción amplia.

Agregue tomates cherry, aguacates salados, albahaca y mezcle

todo bien. Mezclar todo y servir.

Gachas de quinua de manzana

Porción:4

Tiempo total: 20 minutos

ingredientes:

• Key Lime 1/2 de 1

• Quinua 5 taza; Manzana 1 rallado

• Aceite de coco 1 cucharada; Jengibre de 1 pulgada

Indicaciones:

Comience con la cocción de la quinua usando las instrucciones dadas en el sobre. Añadir la manzana durante cinco minutos hasta que esté cocida. Ahora, cocine a fuego lento durante medio minuto y luego agregue la ralladura de limón. El jugo del limón a él. A continuación, revuelva el aceite de co-conut y mezcle bien. Finalmente, esparcir la mezcla en los cuencos de la porción. Desmbargar con el jengibre.

Verdes salteados

Porción: 8-10

Tiempo total: 15 minutos

ingredientes:

• Nabo Verde, tres racimos

• Sal marina pura, 3 cucharadas.

• Cebollas 2 tazas, picadas

• Pimienta de Cayena, 1 cucharadita.

• Aceite de oliva, 1 cucharada.

Indicaciones:

Para empezar, en una sartén mediana, saltear la cebolla a fuego medio. Después de freír, añadir las verduras y asar durante 18-20 minutos. Por último, sazonar la mezcla con pimienta de Cayena y sal.

Quinua vegetariana

Servicio: 6-8

Tiempo total: 15 minutos

ingredientes:

• Albahaca, 1 cucharadita. Quinua cocinó 4 tazas.

• Orégano 1 cucharadita. Calabacín picado 1 taza.

• Sal marina pura 2 cucharaditas. Pimiento rojo 1/4 taza,

picado

• Cebolla 1/2 taza, en dados

• Pimiento verde1/4 taza, picado

• Pimienta de Cayena 1/2 cucharadita.

• Pimiento amarillo 1/4 taza, picado

• Tomate 1 Ciruela, picada

• Agua de manantial 1/2 taza

• Cebolla en polvo 1 cucharada.

• Aceite de semilla de uva 2 cucharadas.

Indicaciones:

Comience por agregar aceite en una sartén ancha a fuego medio. Luego remover las verduras y sazonar con la mezcla y cocinarla durante cinco minutos o antes de tender. Ahora, vierta en el agua con la quinua. Dale un buen remolino y termina de cocinar durante dos minutos más. Servirlo.

Quinua vegetal de limón ahumado

Tiempo de cocción: 30 minutos

Porciones: 6

ingredientes:

• 1 1/2 tazas de quinua

• 3 tazas de agua

• 1 cucharada de ajo picado

• 1 taza de cebolla amarilla picada

• 1 1/2 cucharaditas de pimentón ahumado

• 2 cucharaditas de tomillo seco

• 2 cucharaditas de orégano seco

• 2 tazas de calabacín, lavado, secado y cortado en dados
pequeños

• 1 taza de zanahorias, peladas y cortadas en dados pequeños

• 1 taza de pimiento rojo, lavado, seco y cortado en dados
pequeños

• 1 cucharada de jugo de limón

• 1/3 taza de albahaca, lavada, seca y picada

•aceite de oliva

•sal y pimienta

instrucciones:

1.Añadir agua a una olla, colocar a fuego alto y llevar a ebullición. Añadir la quinua, reducir el calor a bajo, cubrir y cocinar durante 15 minutos.

2.Cubra una sartén grande con aceite de oliva y colóquelo a fuego medio. Añadir el ajo y la cebolla y cocinar durante 7 minutos, removiendo a menudo.

3.Añadir el orégano, el pimentón y el tomillo y mezclar bien.

4.Una vez aromáticas, añadimos las zanahorias y cocinamos durante unos minutos.

5.Añadir pimienta y calabacín y cocinar durante 8 minutos, removiendo de vez en cuando.

6.Doblar la quinua cocida en las verduras.

7.Añadir albahaca y jugo de limón y sazonar bien con sal y pimienta.

8.Servir.

Cazuela de quinua Ratatouille

Tiempo de cocción: 1 hora

Porciones: 6

ingredientes:

• 3 calabacín pequeños, cortados en rodajas

• 1 lb. de quinua sin cocer

• 1 berenjena en rodajas

• 1 pimiento rojo, naranja y amarillo, cada uno, en rodajas

• 1 lata de garbanzos

• 1 cebolla

• 2 cucharadas de cúrcuma

• 2 cucharadas de comino

• 2 cucharadas de pimentón ahumado

• 2 cucharadas de nuez moscada

• 2 tazas de agua

• 4 cucharadas de semillas de sésamo negro

• 1/2 taza de hojas de albahaca

• 1 cucharada de aceite de oliva

• sal y pimienta

instrucciones:

1. Cocine la quinua de acuerdo con las instrucciones del paquete y precaliente el horno a 425 F.

2. Agregue verduras a una sartén a prueba de horno.

3. Añadir garbanzos a una segunda sartén a prueba de horno. Añadir condimentos en la parte superior.

4. Asar verduras durante 45 minutos y garbanzos durante 20 minutos.

5. Cortar cebolla en rodajas y cocinar con agua durante 30 minutos a fuego medio alto.

6. Mezclar cebolla caramelizada con quinua.

7. Cortar las hojas de albahaca y añadir albahaca y quinua a un plato de cazuela.

8. Mezclar con verduras asadas.

9. Sazonar con sal, pimienta y aceite.

10. Servir.

Col rizada con pimienta

Porción: 4

Tiempo total: 25 minutos

ingredientes:

• En dados, Pimiento Rojo 1 tbs

• Col rizada 1 manojo, (lavado y secado con palmadita)

• Aceite de semilla de uva, 1 cucharadita.

• Cebolla en dados 1/4 taza,

• Sal marina, 1/4 cucharadita.

• Chile triturado 1 cucharadita,

Indicaciones:

Comience tomando col rizada seca, doble cada col rizada por la mitad. Cortar y tallo. Rasgar las hojas en pedazos más pequeños. Agregue un poco de aceite en una sartén y caliente sobre la llama alta. Mezclar cebolla, pimienta y yodo. Cocine durante tres minutos. Reducir el calor a un mínimo. Ahora, añadir la col rizada y cocinar durante 5 minutos. Revuelva en pimiento rojo triturado y ofrezca un buen remolino a todos.

Cocine hasta que esté suave o unos 3 minutos. Retirar del fuego y servir.

Nueces al horno

Porción:4

Tiempo total:20 minutos

ingredientes:

•Semillas de cáñamo, 1/2 taza

•Nueces 1 taza; Aceite de oliva 1 cucharadita

•Nueces de Brasil 1 taza; Semillas de sésamo 1 cucharadita

Indicaciones:

Comience por precalentar el horno a 350 F. A continuación, en una taza de mezcla, mezcle las nueces y las semillas de cáñamo hasta que se mezclen. Arriba, claro. Y semillas de sésamo en la parte superior. Finalmente, hornear durante entre 18 a 20 minutos. Que se enfríe y sirva.

Gachas de Teff

Porción: 2

Tiempo total: 20 minutos

ingredientes:

• Agua de manantial, 2 tazas

• Teff Grain 5 tazas

• Sal marina según sea necesario

• Jarabe de agave 2 cucharadas.

Indicaciones:

Primero, hervir el agua en una olla a fuego medio-alto, luego, tan pronto como comience, Hervir, batir en el teff, luego agregar la sal. Cubra la olla con la tapa y baje el fuego. Ahora, hervirlo durante 10-15 minutos o hasta que esté cocido. Servir con el condimento de jarabe de agave y arándanos y servir.

Souces

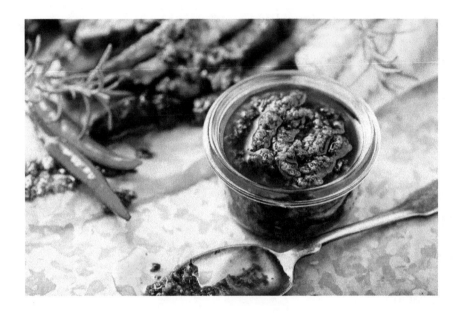

compota de manzana

Porción: 2

Tiempo total: 5 minutos

ingredientes:

•Sea Moss Gel 1 cucharadita.

•manzanas picadas, 3cups

•Sal marina pura 1/8 cucharadita.

•Jarabe de agave 3 cucharadas.

•Clavos 1/8 cucharadita.

•Jugo de lima 1 cucharadita.

•Agua de manantial, según sea necesario

Indicaciones:

Para crear esta sabrosa salsa, combine todos los ingredientes en una licuadora de alta velocidad. Cocine a fuego medio durante unos 2 minutos. Mezcle otra vez todos los ingredientes durante 2 a 3 minutos en una batidora de alta velocidad hasta que obtenga una salsa rica y deliciosa.

salsa picante

Porción: 1

Tiempo total: 35 minutos

ingredientes:

• Polvo de musgo de mar 1 cucharada.

• Agua de manantial 1 1/2 tazas

• Cebolla en polvo 2 cucharadas.

• Key Lime Juice 1/2 taza

• Pimienta de Cayena 2 cucharadas.

• Tomates ciruela 9

• Sal marina pura 1/2 cucharadita.

Indicaciones:

Comience con todos los ingredientes para crear la salsa picante. Mézclelo y mézclelo en una licuadora de alta velocidad durante 3 minutos o antes de obtener una pasta suave. A continuación, calentar esta mezcla a fuego medio. Cocine la mezcla alrededor de 10-15 minutos, luego déjela enfriar. Almacenar en un frasco de vidrio. Snacks y pan a base

de productos Doctor Sebi.

Salsa picante eléctrica alcalina

porción:

Tiempo total:

ingredientes:

• Habaneros 3*

• Springwater 1/3 taza

• Pimiento rojo 1/4 taza

• Cebollas en dados, 1/4 taza

• Sal marina 1/2 cucharadita

• Cebolla en polvo 1 cucharada.

• Jugo de lima 2 cucharadas

• Aceite de semilla de uva 1 cucharada.

Indicaciones:

*No olvides cocinar los habaneros enteros. Mientras cocina, se asegura de mantener una ventilación adecuada porque estos pimientos son potentes. Añadir el aceite de semilla de uva en la sartén a fuego medio. Añadir ajo, tomates, cebollas y habaneros a la sartén y saltearlos durante 3-4 minutos. Retire las raíces habanero, luego agregue las tablas de verduras con todos los demás ingredientes en la licuadora. Mezclar hasta que la salsa se vuelva cremosa, y colar las semillas. Disfruta de la salsa picante.

Tzatziki eléctrico alcalino y salsa Falafel

Servicio: 2-4

Tiempo total: 40 minutos

ingredientes:

Para Falafel

• garbanzos cocidos 2 tazas

• harina de garbanzos 1/2 taza

• taza de cebolla picada 1/2

• aquafaba 1/3 taza (agua restante recogida de garbanzos cocidos)

• cebollas verdes picadas, 1/4 taza

• Salsa alcalina "Ajo" 2 cucharadas.

• Jugo de lima 1 cucharada.

• Tahini 1 cucharada.

• orégano 1 cucharadita

• Albahaca 1 cucharadita.

• Cebolla en polvo 1 cucharadita.

- Sal marina 1/2 cucharadita.

- Cayena 1/2 cucharadita.

- aceite de semilla de uva

- procesador de alimentos

Salsa Tzatziki

- Taza de nueces de Brasil 1/2, (Remoje las nueces 6-8 horas en agua de manantial, luego durante 1-2 horas en agua caliente)

- Aquafaba 1/3 taza

- pepino picado, 1/4 taza

- Agua de manantial 2 cucharadas.

- Jugo de lima 1 cucharada.

- Salsa alcalina "Ajo" 1 cucharada.

- Eneldo fresco 1 cucharadita.

- sal marina un pellizco

Indicaciones:

Agregue todos los ingredientes de falafel en el procesador de alimentos (excepto el aceite) y mézclelos hasta que estén bien mezclados. Se supone que la mezcla debe cocinarse hasta que pueda convertir la mezcla en una bola. Añadir más harina en caso de que la mezcla esté demasiado húmeda. Calentar hasta 1 cucharada de aceite (Semilla de uva) en una sartén a fuego medio. Cocine las bolas de falafel de cada lado durante unos 4-5 minutos, volteando pinzas. Hornear el falafel a 400 ° F durante alrededor de 5 a 10 minutos.

Agregue todos los componentes de la salsa tzatziki, luego agregue 1 cucharada de agua en la licuadora, mezcle durante aproximadamente 1 minuto. Si se vuelve a adquirir, agregue más agua. Usted puede comer falafel con Alcalino-Eléctrico-Hummus; también puede hacer ensalada de falafel o hacer un giroscopio con la salsa Alcalina-Eléctrica-Flatbread, hummus o tzatziki y una variedad de verduras.

salsa de tomate

Sirviendo: 6

Tiempo total: 45 minutos

ingredientes:

- Albahaca 3 cucharaditas.

- Pimienta de Cayena 1/8 cucharadita.

- Tomates Roma en dos, 18.

- Albahaca 3 cucharaditas.

- cebolla dulce reducida a la mitad, 1/2 de 1

- Polvo de cebolla 2 cucharaditas.

- cebolla roja reducida a la mitad, 1/2 de 1

- pimiento en dos, dados 1/2 de 1

- Jarabe de agave 1 cucharada.

- Orégano 2 cucharaditas.

- Sal pura del mar 3 cucharaditas.

- Aceite de semilla de uva 1/8 taza

Indicaciones:

Prepárate para precalentar tu horno a 400 ° F. Luego ponga las verduras en una olla grande. Con este fin, agregue una cucharadita de aceite de vid y sal marina 100% pura, luego agregue albahaca y lae bien.

Ponga las verduras recubiertas en un plato de hornear engrasado. Luego asar las verduras durante unos 25 a 30 minutos. Ahora gire la hoja en el medio. Después de asar, lleve las verduras a una licuadora y mézclelas. Durante un minuto o hasta que se obtenga una pasta lisa. Finalmente, mueva la mezcla en una cacerola de tamaño mediano a fuego medio. Luego cocine a fuego lento durante otros veinte minutos. Servir y disfrutar.

postre

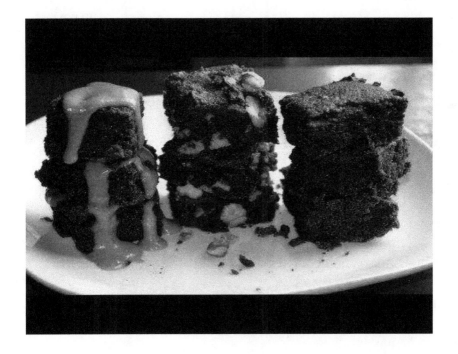

Donuts eléctricos básicos

Servicio: 6-12 Tiempo total: 1 hora 15 minutos.

ingredientes

• Garbanzo Bean Flour 3/4 cup (también llamada Garckpea

Flour)

• Harina de espelta 3/4 taza

• Agave 3/4 taza

• Agua de manantial 1/4 taza

• Puré de manzana básico 1/4 taza

• Aceite de semilla de uva 2 cucharaditas.

• Sea Moss Gel 1 cucharadita.

• Sal marina 1/2 cucharadita.

• Clavos 1/4 cucharadita.

Indicaciones

Mezclar todos los ingredientes, excepto el aceite de semilla de

uva, en un bol ancho y combinar hasta que esté bien

mezclado. Rocíe suavemente el aceite en la sartén de donuts,

luego precaliente el horno a 350 ° F. Coloque la mezcla en

sartenes alrededor de 3/4 de la parte superior y hornearlo

durante 12-14 minutos. Deje que las rosquillas se enfríen,

luego, si es necesario, corte los centros dependiendo de la

forma de la sartén. Recargar con glaseado básico, o puede

utilizar esmalte con escamas de nuez de coco. Servir y

disfrutar.

La mejor tarta de queso vegana

Tiempo de cocción: 1 hora

Porciones: 12 rebanadas

ingredientes

Para la corteza:

• 1 1/2 tazas de migas veganas graham cracker

• 1/4 taza de azúcar granulado

• 5 cucharadas de aceite de coco derretido o mantequilla

vegana

Para el relleno:

• 3 cucharadas de zumo de limón

• 32 onzas (4 paquetes de 8 onzas) queso crema vegano

• 4 cucharadas de maicena

• 1 (13.5 oz.) crema de coco lata

• 2 cucharaditas de extracto puro de vainilla

• 1 1/4 tazas de azúcar granulado

instrucciones

1.Envuelva la forma del resorte con capas de papel de aluminio, cubriendo los lados y la parte inferior.

2.Lay papel de pergamino sobre una superficie plana y cortar un círculo para la parte inferior de la sartén. Rocíe con aceite ligeramente.

3.Combine todos los ingredientes de la corteza en un tazón mediano y presione hacia abajo en la parte inferior de su sartén, firme y uniformemente subiendo los lados un poco. Manténgase a un lado.

4.To preparar el relleno, batir el queso crema vegano en un bol, hasta que quede suave. Agregue los ingredientes de relleno restantes y batir bien, hasta que quede suave, raspando los lados y la parte inferior según sea necesario. Vierta sobre la corteza en una sartén y extienda uniformemente.

5.Hornear en un horno precalentado a 350 F, durante 50 minutos. Una vez horneado, apague el fuego y déjelo reposar dentro durante 15 minutos. Puede parecer un poco jiggly pero se reafirmará después de algún tiempo. Sacar del horno y

dejar enfriar a temperatura ambiente. Refrigerar durante la

noche o durante 4 horas como mínimo.

6.Slice, servir y disfrutar con sus ingredientes favoritos.

Manzana crujiente

Tiempo de cocción: 1 hora

Porciones: 10

ingredientes

Para el relleno:

•1 1/2 cucharaditas de canela molida

•1 pellizco de nuez moscada (opcional)

•8 (4 agrias y 4 dulces) manzanas medianas-grandes, peladas, descuartizadas, núcleos retirados y cortados en rodajas finas

•3/4 cucharadita de jengibre, rallado

•1 limón, exprimido

•1/4 taza de jugo de manzana fresca o agua

•2/3 taza de azúcar de coco (o azúcar de caña sub-orgánica)

•3 cucharadas de almidón de arrurruz o maicena, para espesar

Para el topping:

•1/2 taza de azúcar moscovado (o azúcar moreno sub

orgánico)

•1/2 taza de aceite de coco derretido o aceite de oliva

•1 taza de avena enrollada sin gluten

•1 cucharadita de canela molida

•1/2 taza de harina de almendras

•1/4 cucharadita de sal marina

•1/2 taza de harina multiusos sin blanquear

•1/2 taza de pecanas, ásperamente picadas

•1/2 taza de azúcar de coco (o azúcar de caña sub-orgánica)

instrucciones

1.Añadir las patatas a un bol y los ingredientes de relleno

restantes. Se debe bien hasta que se recubra y se añade a un

plato de hornear.

2.Añadir todos los ingredientes de cobertura a otro bol y

remover bien hasta que se combine, rompiendo los grupos de

azúcar moscovado con los dedos, si los hay y verter sobre las

manzanas.

3.Hornear en un horno precalentado a 350 F hasta que las manzanas estén tiernas y el relleno esté burbujeando, durante aproximadamente 50 minutos-1 hora, descubierto. Una vez hecho esto, dejar durante media hora para enfriar.

4.Servir con helado de coco de vainilla o crema batida de coco.

Helado de nuez de plátano

Porciones: 4

Tiempo total: 15 minutos

ingredientes:

• Fresas 1 taza

• aguacate picado 1/2 de 1,

• Leche de nuez 1/4 taza

• plátanos bebé descuartados, 5

• Jarabe de agave 1 cucharada.

Indicaciones:

Comience por agregar todos los ingredientes en una licuadora de alta velocidad para hacer helado durante 2 minutos. Añadir más leche de nuez en caso de que sea demasiado espesa. A continuación, mueva la mezcla a una amplia bañera segura para el congelador. Luego congele durante 4 horas hasta que esté listo.

Garbanzos endulzados

Porción: 1

Tiempo total: 50 mins.

ingredientes:

• Garbanzo Beans 15 oz., enjuagado, escurrido y seco

• Jarabe de agave 2 cucharadas.

• Sal marina 1/2 cucharadita.

• Aceite de oliva 1 cucharada.

Indicaciones

Comience con el precalentamiento del horno a 350 pies. Luego agregue con los frijoles garbanzo, la sal marina y el aceite de oliva y el syr-up de agave en una sartén grande. A continuación, mezclar bien. Ahora mueva la pasta en una bandeja de hornear forrada con papel de pergamino, luego distribúyala finamente en una sola hoja. Por último, hornear durante unos 45 minutos, o cuando se vuelven crujientes

Galletas de pasas

Porciones: 2 Tiempo Total: 45 Minutos

ingredientes:

- Applesauce2/3 taza

- Pasas 1 taza

- Harina de espelta 1 1/2 taza

- Sal marina pura 1/2 cucharadita.

- escamas de espelta enrolladas, 1 1/2 taza

- Aceite de semilla de uva 1/3 taza

- Agua de manantial 2 cucharadas.

- Fechas picadas 1 1/2 taza

- Agave 1/3 taza

dirección

Para hacer estas sabrosas galletas, todo lo que necesita es mezclar primero lo escrito. Agregue sal marina con dátiles en un procesador de alimentos. A continuación, mueva la mezcla de trigo en un tazón grande y luego agregue la mezcla de harina. Añadir las escamas deletreadas. Después de eso, mezcle todos los elementos restantes y agréguelos a la mezcla. Ten una buena mezcla hasta que obtengas una masa. Ahora, crea las bolas de masa y colócalas en la hoja de un panadero de pergamino. Haz que las bolas se aplanen con un tenedor. Finalmente, hornearlos a 350 F unos 20 minutos.

Basic Electric Brazil nut Delicious Cheesecake

Servicio: 6-8

Tiempo total: 5-6 horas

ingredientes

Mezcla de tarta de queso:

• Nueces de Brasil 2 tazas

• Leche de cáñamo 1 1/2 tazas o puede usar leche de nuez

• Agave 1/4 taza

• Fechas 5-6

• Jugo de lima 2 cucharadas.

• Sea Moss Gel 1 cucharada.

• Sal marina 1/4 cucharadita.

corteza:

• Fechas 1 1/2 tazas

• Copos de coco 1 1/2 tazas

• Agave 1/4 taza

•Sal marina 1/4 cucharadita.

Coberturas:

•Mango picado

•Fresas picadas

•Frambuesas picadas

•Arándanos frescos

•Moras, frescas

equipo:

•Licuadora

•Papel de pergamino

•Procesador de alimentos

•Pan en forma de resorte de 8 pulgadas

Indicaciones

Ponga todos los ingredientes de la corteza en el procesador de alimentos, luego mézclelos durante 20 segundos. Extienda la corteza en una sartén en forma de resorte que está forrada con papel de pergamino. Ponga el mango finamente picado alrededor de los bordes de la sartén y luego descanse en el congelador. Aplique todos los componentes de la mezcla de tarta de queso a la licuadora, luego mezcle hasta que quede suave. Aplicar la mezcla a la corteza, envolver en papel de aluminio y dejar en set-tle durante 3 o 4 horas. Retire el contorno de la sartén, cubrirlo con ingredientes de su elección y disfrutar! ¡Asegúrate de poner la comida sobrante en la nevera!

Waffle de espelta

Porción: 4

Tiempo total: 25 mins.

ingredientes:

• Harina de espelta 1 taza

• Musgo de mar 1 cucharadita.

• Leche de cáñamo 1/4 taza

• Sal marina un pellizco

• Polvo allspice 1/2 cucharadita.

Indicaciones

Para empezar, batir el aceite en el fabricante de gofres. Ahora precalentar el fabricante de gofres rápidamente. A continuación, vuelque la masa en el fabricante. Por último, cocine los waffles alrededor de cinco a seis minutos sobre llama media o hasta que se doren. Sólo servirlo caliente

sacudir

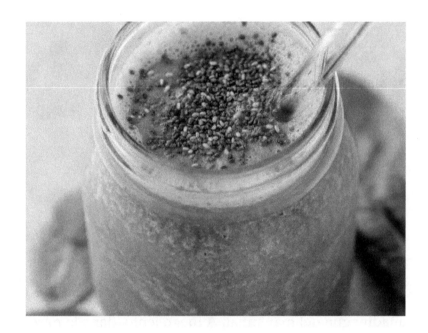

Puré de calabaza

Porción:6

Tiempo total: 10 minutos

ingredientes:

• Agave azul (orgánico) 1/4 taza

• Calabaza, 2 cortadas en trozos

• Sal marina pura 1/8 cucharadita.

• Fecha Azúcar 1/4 taza

• Leche de cáñamo 1/4 taza

Indicaciones:

Para empezar, poner los trozos de calabaza en una olla y

añadir agua del manantial. A fuego lento, dar a la mezcla una

ebullición y sim-mer durante 20 minutos. Se está volviendo

tierno. Escurrir el agua hasta que esté tierna y sacarla.

Agregue una cucharada de azúcar, un poco de sal marina,

cualquier especia de elección pero aprobada, y leche de

cáñamo.

Batido de pera de quinua

Porción: 1

Tiempo total: 10 minutos

ingredientes:

• aguacate picado, 1/4 de 1

• Agua de manantial1 taza

• quinua cocida, 1/4 taza

• Agua de manantial 1 taza

• Arándanos 1 oz.

• Pera1

Indicaciones:

Para producir este batido, agregue los ingredientes en una batidora de alta velocidad, mezcle durante 3 minutos. O hasta que sea esponjoso y suave. Vierta en una botella de vidrio y disfrútela.

Sherbet Mango Coco

Porción: 4

Tiempo total: 15 minutos

ingredientes:

• Mangos dulces 2

• Agave Néctar1/4 taza

• Leche cruda de coco, 1/2 taza

Indicaciones:

Primero debes congelar los mangos para producir este sabroso sorbete. Congelar durante ocho horas en la nevera. Cuando esté congelado, mezcle de 2 a 3 minutos en un mezclador de alta velocidad. O hasta que sea suave. Deje caer la leche del néctar de agave de cacao y combine hasta que se derrita de nuevo. Obtendrá un servicio de sorbete suave de inmediato.

Batido de nueces de baya

Porción: 2

Tiempo total: 10

ingredientes:

• Nueces crudas 1 taza, empapado al menos 8 horas

• Leche de coco 1/2 taza

• Higos 2, empapados durante unas 8 horas

• Key Lime Juice 1 cucharada

• Fresas 1/4 taza

• Jarabe de Agave 1 cucharadita.

Indicaciones:

Comienza colocando todos los ingredientes en una licuadora

para crear este batido perfecto. Mezclar todo durante 3

minutos. O hasta que quede suave. Pasar al vaso de la porción

con la cobertura de nueces autorizada por el Dr. Sebi.

Batido de coco de pepino

Porción: 1

Tiempo total: 10 minutos

ingredientes:

• Pepinos 2

• Agave Néctar 1 cucharadita.

• Coco joven 1

• Jengibre de 1 pulgada

Indicaciones:

Para crear este sabroso batido, combina todos los ingredientes.

Com-bine todos los ingredientes durante 2 a 3 minutos en una

batidora de alta velocidad hasta que obtenga un rico y

delicioso batido.

Batido de manzana

Porción: 2

Tiempo total: 25

ingredientes:

•Musgo de mar1 cucharada.

•Hielo 2 tazas

•jugo de manzana fresco, 2 tazas

•Jengibre1 cucharada.

•Polvo de clavo de olor un guión

Indicaciones:

Coloque todos los ingredientes según sea necesario para crear este batido perfecto. Comience a mezclar para hacer un batido en una licuadora de alta velocidad. Mezcla durante 1 1/2 minutos o hasta que tengas un batido cremoso. Ahora, revuelva con el hielo y mezcle durante otro minuto. Al final, pasar a un vaso de servicio.

CPSIA information can be obtained
at www.ICGtesting.com
Printed in the USA
BVHW052029170821
614614BV00006B/299

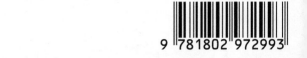

9 781802 972993